BATAILLE DE PARIS,

EN JUILLET 1830.

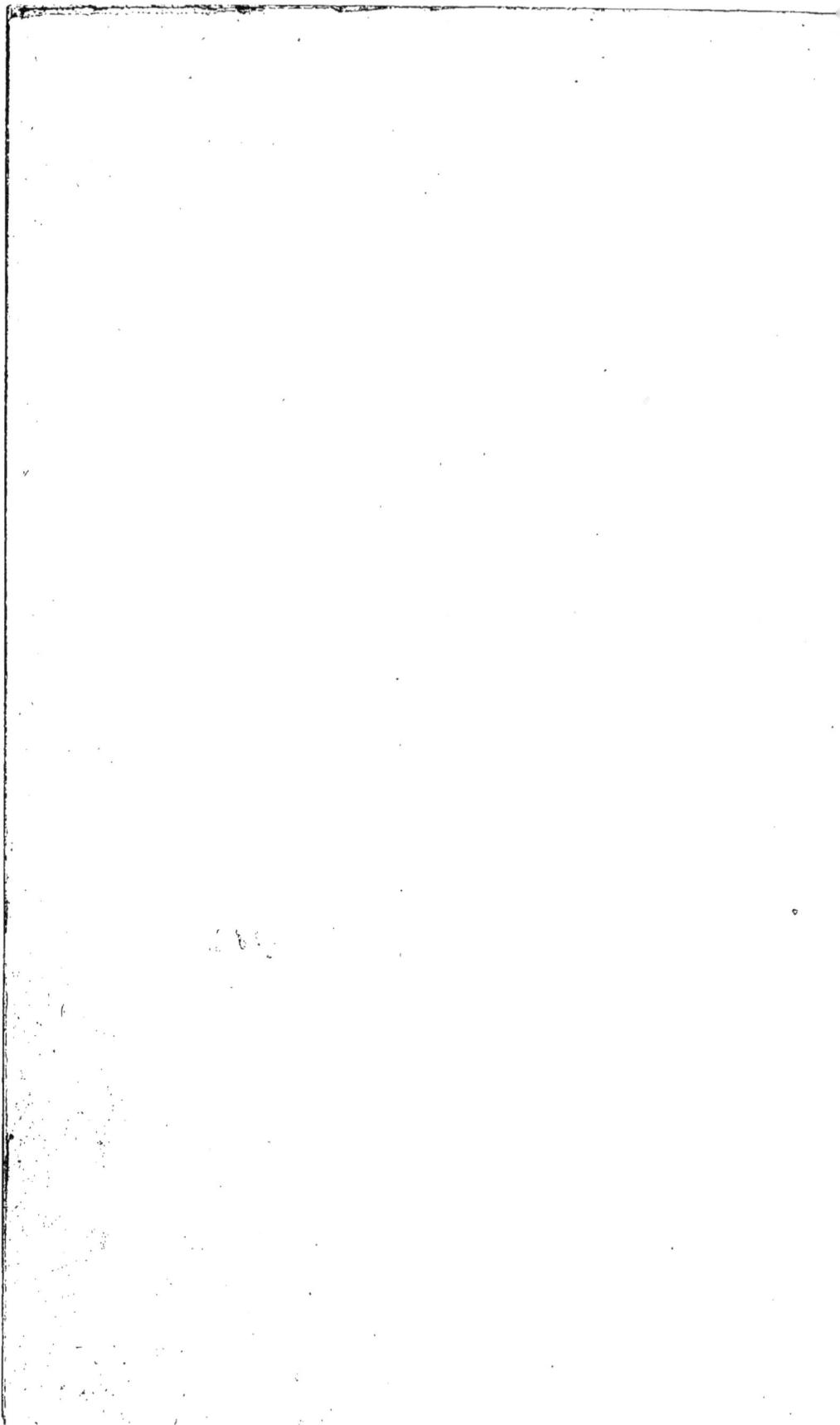

BATAILLE DE PARIS,

EN JUILLET 1830.

Il n'est aucune science , parmi toutes les sciences humaines , qui exige plus de combinaisons que la science de la guerre; c'est le problême indéfini à un nombre infini d'inconnues. La solution d'un tel problême dépend toujours de toutes les causes qui le modifient , soit naturellement , soit artificiellement , soit par accident , à la surface du terrain sur lequel les actions militaires s'exécutent.

Je me réserve de rechercher plus tard , dans mes Souvenirs militaires , la solution du problême que j'énonce ici , et je veux donner aujourd'hui un exemple de la manière dont je traiterai la question.

La glorieuse et immortelle bataille de Paris me fournit cet exemple : j'en profite.

Depuis seize ans , la France , humiliée sous le plus vil gouvernement dont elle ait pu jamais supporter le joug , rongeait ses fers , et tous les cœurs étaient gonflés d'indignation. Mais , d'un côté se trouvait la force militaire soutenue par la fraude , l'hypocrisie et une administration corruptrice : les trésors de la France soldaient cette corruption; de l'autre côté était la France toute entière, sans armes , sans aucun moyen matériel

de la guerre, ou autrement elle n'avait pour armes que son indignation et sa gloire avilie.

S'il est une vérité politique et morale incontestable, c'est la
vérité suivante : *Un peuple qui perd sa liberté et qui souffre
l'esclavage a mérité son sort; personne ne doit le plaindre ;*
et la France vient de prouver à l'Europe, que dis-je, à l'univers entier, qu'elle était digne de la liberté : l'antiquité ni les
temps modernes ne présentent un phénomène plus mémora-
ble et d'une conséquence plus étendue que celui de la bataille
de Paris, et de l'assentiment général des Français, ou plutôt
de la part qu'ils ont prise, sur tous les points de la surface de la
France, à cette bataille.

Je viens de dire qu'un peuple qui supportait l'esclavage mé-
ritait son sort. Cette vérité n'est pas nouvelle, et nos auteurs
classiques l'ont révélée sous toutes les formes du langage. La
poésie elle-même s'en est emparée. Un peuple peut être vaincu
momentanément; mais il *ne reste jamais sans armes*[1], et alors
même qu'il en manquerait, la fureur lui en fournirait[2] s'il est
digne de la liberté. La nation française vient de donner une
démonstration éclatante de cette vérité si énergiquement ren-
due par le poète latin : elle s'est fait des armes de tout ce
qu'elle a trouvé sous sa main.

D'autres plumes décriront plus tard le grand phénomène
dont je suis témoin ; elles en coordonneront l'ensemble imposant avec les détails. Mais déjà disparaissent les monumens
dont elles ont besoin pour pouvoir transmettre à la postérité
les preuves que l'histoire réclame et exige. Je suis sur le champ
de bataille : je l'étudie avec grand soin : je vais décrire ce que
je vois.

Mais avant de faire cette description, j'ai besoin d'indiquer

[1] Victis arma super sunt. VIRG.
[2] Et furor arma ministrat. VIRG.

les causes morales de ce grand événement; et j'espère le traiter de manière à ce que mes lecteurs comprennent facilement la question que je vais agiter; pour y parvenir, je diviserai mon sujet en trois parties.

Cause éloignée, cause immédiate, effets.

CAUSE ÉLOIGNÉE.

La France a toujours été habitée par des hommes libres ou par des hommes qui aspiraient à la liberté. Les Gaulois nos ancêtres, étaient sans contredit les hommes les plus libres du monde. Ils jouissaient en paix de leur liberté, et cette jouissance était si paisible, qu'ils ne devinrent guerriers qu'alors que les Romains vinrent troubler cette jouissance; et ce fut le besoin de défendre et de conserver cette liberté, le premier de tous les biens, qui leur mit les armes à la main. Brennus conquit Rome, mais il ne sut pas profiter de sa victoire. Il se contenta d'une forte rançon, tandis qu'il devait détruire de fond en comble le siége ennemi de la liberté de tous les peuples. Pour mieux dire, il devait détruire le peuple-roi. C'était le seul moyen qu'il eût de conserver la sienne, et ce moyen était dans ses mains.

Les Romains, qui avaient le courage militaire joint à la patience, qui attend, avaient enregistré dans leurs archives les victoires de Brennus, et méditaient depuis long-temps la conquête des Gaules et les moyens d'effacer l'humiliation que Brennus leur avait fait subir; humiliation qui eût été éternelle si Brennus avait mieux su profiter de sa victoire. Rome confia sa vengeance à César, et, malgré le courage le plus soutenu, les Gaulois furent vaincus, perdirent leur liberté, et devinrent sous différentes dénominations, sujets du peuple romain.

L'extension des conquêtes et la corruption qui en découle

effacèrent la puissance romaine. Les Gaules furent bien déli-
vrées de son joug, mais ce fut pour retomber sous la domination
des barbares du Nord : d'où le bas-empire et la féodalité. Je ne
m'occuperai pas ici de ces époques désastreuses où nos ancêtres
furent réduits par la force matérielle au degré d'avilissement
le plus fort que l'espèce humaine ait jamais supporté. Le sol
et les hommes qui l'habitaient furent partagés comme des trou-
peaux, et devinrent la propriété des vainqueurs.

Cependant l'esprit de liberté ne se perdit jamais chez les
Gaulois, ni sous la première, ni sous la seconde, ni sous la
troisième race de nos rois. De là ces guerres perpétuelles qui
ont désolé la France presque sans interruption depuis seize
siècles, et dans lesquelles la liberté a presque toujours suc-
combé, mais où elle obtint enfin, pendant le dix-huitième
siècle, des succès plus ou moins décisifs, couronnés définiti-
vement par la bataille dont je m'occupe.

Pendant cette longue série de crimes, de forfaits et de
malheurs qui constituent l'histoire de France, au moins pour
les quatre-vingt-dix-neuf centièmes, la France, de loin en
loin, n'en produisit pas moins des hommes illustres et de
grands hommes dans tous les genres de gloire. L'histoire a re-
cueilli leurs grandes et belles actions ; l'histoire en a fait un faisceau compacte ; et ce faisceau a servi de base à la renaissance
de tous les genres de gloire. C'est ainsi que Bayard, ce chevalier sans peur et sans reproche, à qui son père avait fait prêter
sur l'autel du foyer domestique, alors que cet illustre chevalier
était encore enfant, serment que, quoiqu'il pût arriver, quelle
que fût la position où il pût se trouver, il ne porterait jamais
les armes contre sa patrie. Ce serment de l'enfance, Bayard l'a
tenu, et le chevalier sans peur et sans reproche avait pris pour
devise : *Fais ce que dois : advienne que pourra.* Et c'est ainsi
qu'il enseigna aux Français l'amour et le dévouement à la

patrie, et il mourut sur le champ de bataille de Cerizolles pour accomplir son serment, en combattant le connétable de Bourbon qui avait déserté la cause de son pays, trahi ses sermens en acceptant le commandement de l'armée étrangère contre la France.

Dans les sciences, et à peu près à la même époque, Descartes importait en France la belle philosophie grecque, ou autrement la philosophie de la liberté. Ces écrits immortels firent renaître l'amour des sciences et celui de la liberté. Descartes eut de nombreux imitateurs. Il forma une nombreuse école dont les efforts de l'ignorance n'ont fait qu'accroître l'étendue et la puissance. Attaquée de toutes parts, sous toutes les formes et par tous les sophismes que le sophisme seul peut inventer, cette école est restée debout; seulement elle s'est cachée sous d'autres noms, sous d'autres dénominations; et sous ces autres noms, et sous ces autres dénominations, c'est encore aujourd'hui la philosophie de Descartes qui gouverne le monde [1].

A mesure que le faisceau des lumières de toute espèce s'est agrandi, celui de l'ignorance et de l'esclavage s'est aminci dans le rapport inverse, et les lumières répandues dans le dix-huitième siècle ont réduit à rien ce dernier faisceau : de là la révolution française. Je vais en examiner les conséquences.

CAUSE IMMÉDIATE.

S'il est une autre vérité démontrée en politique, c'est qu'une

---

[1] Les savans de notre époque devraient connaître la vérité que je viens d'émettre; je ne pense pas qu'ils s'en doutent; je les invite à lire Descartes; ses ouvrages ne sont point détruits, ils y trouveront la preuve de ce que j'avance, et qu'il existe aujourd'hui peu de vérités de toute espèce qui n'existent pas dans les ouvrages de cet auteur. Descartes mourut sur une terre étrangère. Honte au siècle où il vécut.

dynastie tombée d'un trône n'y remonte jamais durablement. L'histoire nous fournit à chaque page la démonstration de cette vérité. Je l'ai moi-même révélée au roi Charles X, à ses ministres et aux deux chambres dans une pétition que je leur adressai en 1826 [1]. Je disais aux chambres, au roi et à ses ministres :

« Je touche ici, messieurs, je le sais, une corde qui vibre
» dans tous les cœurs français, qui vibre dans les vôtres, que
» vos fonctions législatives appellent, par la sagesse des lois,
» à préserver la France de ces tempêtes politiques qui semblent
» innées dans nos climats. Si malheureusement pour la France
» de telles tempêtes apparaissaient sur notre horison, vous ne
» pourriez, et le roi ne pourrait s'en plaindre qu'à votre
» imprévoyance ou à votre défaut d'observation malgré les
» avertissemens qui vous sont donnés de toutes parts; car
» l'opinion, qui est la *reine du monde*, transsude par tous
» les pores.

« Nobles pairs, honorables députés, on ne corrige point
» par des lois temporaires, qui ne sont que des coups d'état,
» les mœurs profondes d'une nation brave, spirituelle, sen-
» sible et généreuse; encore moins par des destitutions arbi-
» traires : au contraire, chacune de ces destitutions, chacun
» de ces coups d'état, deviennent à l'instant même dans l'opi-
» nion une arme terrible contre tous ceux qui commettent
» ces actes arbitraires, ou qui, pouvant les réprimer, ne les
» répriment point.

» Messieurs, le langage que je vous tiens, est celui d'un
» sujet fidèle du roi. Je le tiens, parce que la marche actuelle

---

[1] Cette pétition a été imprimée chez G. Tastu, rue de Vaugirard, n. 36, et se trouve chez Ambroise Dupont et Roret, libraires, quai des Augustins, n. 37. On ne peut pas trop bien indiquer l'adresse des bons livres. (*Note de l'éditeur.*)

» des affaires compromet le sort de la dynastie, et que la
» France, qui marche avec tant de hauteur à la tête de la
» civilisation du monde, n'a certes pas besoin de nouvelles
» convulsions politiques.

« Nobles pairs, honorables députés, je n'ai pas besoin de
» vous rappeler l'histoire des différens peuples : vous la con-
» naissez. Lorsque Tarquin tomba du trône de Romulus,
» quoique allié avec Porsenna, il ne put y remonter. Relisez
» l'histoire romaine. Presque sous nos yeux, les Stuart, tombés
» du trône d'Angleterre, n'ont pu y remonter durablement,
» quoique alliés avec la France sous Louis XIV. Notre histoire
» même nous présente des phénomènes semblables. A la chute
» des Mérovingiens, le dernier rejeton de cette famille re-
» monta, il est vrai, sur le trône de ses pères, mais ce ne fut
» qu'instantanément : Charlemagne, fils de l'usurpateur du
» trône des Mérovingiens, les en chassa pour toujours.

» A la chute du trône des Carlovingiens, Robert-le-Fort et
» Robert-le-Grand, grand-père et père de Hugues Capet,
» occupèrent le trône successivement avec les derniers des-
» cendans de Charlemagne; mais enfin, Hugues Capet dé-
» trôna la dynastie de Charlemagne.

» De pareils phénomènes pourraient-ils se présenter de nos
» jours ?

» Messieurs, tout ce qu'il est dans mon pouvoir de faire en
» ces circonstances si graves, c'est de vous inviter à y bien
» réfléchir. Je me fais un devoir d'autant plus sacré de vous
» faire cette invitation, que M. le président du conseil des
» ministres m'a appris, dans la séance du 18 mars courant,
» que tout ce que je pourrais vous dire, était la même chose
» que si je le disais au roi lui-même.

» Quoi que l'on en puisse dire, messieurs, la chute des
» dynasties a une cause : cette cause est que les dynasties ces-

» sent avec le temps d'être en harmonie avec les mœurs pu-
» bliques; et la même cause qui les a fait déchoir, fait qu'elles
» ne peuvent, le plus communément, remonter durablement
» sur le trône; car ces dynasties, isolées dans leur cour, ne
» peuvent ni observer ni connaître les mœurs toutes différentes
» des peuples.

» Nobles pairs, honorables députés, vous qui êtes les pre-
» miers conseillers du roi : je vous le demande en ma qualité
» de militaire et de Français! Est-ce là le sort que vous desti-
» nez à la dynastie des Bourbons? Portez donc, et hâtez-vous
» de porter la vérité jusqu'au trône; car en politique la vérité
» c'est l'opinion.

» On ne trompe pas, messieurs, une nation comme la
» nation française avec des sophismes tels que sont ceux de
» MM. Peyronnet et Malleville.

» Le projet de loi sur le droit d'ainesse a ulcéré tous les
» cœurs; il tend à bouleverser l'état.

» Mais ce qui tend surtout à le bouleverser, car tout se lie
» dans un système, c'est l'arbitraire dans l'administration de
» la guerre ; c'est l'arbitraire que réclame M. le président du
» conseil des ministres, comme une prérogative de la cou-
» ronne ¹. »

Je disais encore au roi, aux ministres et aux chambres :
« Mais, dira M. de Villèle, le roi est le chef de l'armée. Sans
» doute! qui le conteste donc en France? personne, messieurs :
» l'armée lui doit obéissance et respect, et ces devoirs l'armée
» les remplit. Si elle pouvait jamais les méconnaître, et je prie
» Dieu de nous en préserver, ce ne pourrait être que la con-
» séquence nécessaire et forcée des argumentations insensées,
» des véritables aberrations; je dis plus, messieurs, des véri-
» tables folies de Villèle et de ses commis.

» Nobles pairs, honorables députés, ce ne sera jamais ni

» M. de Villèle, ni un commandeur de nègres de l'île Bour-
» bon, qui pourra avilir à son gré l'honneur militaire fran-
» çais; ce ne sera jamais M. de Villèle qui pourra substituer
» impunément sa volonté propre à la volonté sacrée de nos
» lois [1]. »

Eh bien! personne ne niera que j'avais donné à temps l'aver-
tissement. J'avais eu soin de transmettre au roi, au dauphin,
et à chacun des ministres la pétition dont je donne ici deux
extraits; je l'avais fait distribuer avec profusion dans les deux
chambres; je l'avais mise en vente chez les libraires; je l'avais
fait annoncer dans tous les journaux; mais telle était la cécité
du gouvernement, que personne ne m'a compris : ce qui justifie cette vérité émise par saint Augustin : *Ceux-là que Dieu
veut perdre, il les rend fous* [2].

Ma prédiction est accomplie [3] : que la dynastie des Bourbons
ne s'en prenne qu'à elle! Aujoud'hui je dis qu'elle a bien
mérité son sort.

Il lui était si facile de gouverner la France en paix : elle
n'avait rien autre chose à faire que de nous laisser jouir tran-
quillement de tous les avantages que la nature nous a distribués
avec profusion : elle n'avait qu'à imiter le grand et bel exemple
du chef de sa dynastie,

« Du seul roi dont le peuple ait gardé la mémoire. »

de Henri IV enfin. Ce furent les protestans qui le portèrent
sur le trône; mais aussitôt qu'il l'occupa il ne délaissa pas ses
vieux amis; il partageait avec eux ce qu'il pouvait voler à
Sully, son ministre des finances : il leur en faisait la distribu-
tion en cachette; leur recommandait de n'en rien dire à per-

---

[1] Extrait de la pétition de M. le lieutenant-général Allix à MM. les membres
de la chambre des pairs et de la chambre des députés, en 1826.

[2] Quos Deus vult perdere, insanos facit. (St. Augustin.)

[3] Consummatum est.

sonne, et surtout à ses ministres; il n'en admit aucun dans ses conseils, à l'exception de Sully; mais Sully était fait pour faire exception partout. Pourquoi donc la branche aînée des Bourbons n'a-t-elle pas eu une si haute politique? La raison d'état lui commandait de l'avoir; c'était pour cette branche royale une nécessité, car l'émigration était odieuse en France. L'émigration a fait couler le sang de six millions de Français, que la guerre nous a coûté, et c'est précisément et malgré cet odieux, que la restauration a confié à l'émigration toute entière, et tous les pouvoirs du gouvernement et tous les trésors de la France.

En outre, la restauration des Bourbons s'est entourée de tout ce que la France déteste le plus, de l'hypocrisie jésuitique; et par cette hypocrisie elle a couvert autant qu'elle l'a pu toute la France d'un vaste filet de ténèbres; mais la France s'en est aperçu à temps et depuis long-temps. C'était donc pour elle un besoin de briser ce filet : c'est ce qu'elle a fait par la bataille de Paris.

Cette bataille, qui avait pour général en chef l'intelligence publique toute seule fera l'admiration de la postérité la plus reculée. Quant à présent, je dois me renfermer dans l'ordre méthodique que la matière m'impose, et je continue de développer la cause immédiate de cette bataille.

Depuis quarante ans l'émigration conspirait contre la liberté française. L'émigration crut que son triomphe était assuré par les événemens de 1814 et 1815, et quoique ce ne fût pas elle qui eût vaincu la France, quoique ce fût toute l'Europe armée par ses intrigues qui eût replacé les Bourbons sur le trône, l'émigration profita des malheurs de nos campagnes de 1812, 1813, 1814 et 1815, pour abuser d'un triomphe qui ne lui appartenait point; et il lui aurait appartenu que la sagesse lui prescrivait de ne point en abuser.

« Tout vainqueur insolent à sa perte travaille. »

LA FONTAINE.

L'émigration ne s'est pas souvenue que la France l'avait amnistiée de ses crimes ; elle ne s'est pas souvenue qu'elle l'avait amnistiée de la guerre civile de la Vendée et de la guerre des chouans.

Je viens de dire que l'émigration avait constamment conspiré contre la liberté française depuis quarante ans. D'abord il n'est pas douteux qu'elle conspirait lorsqu'elle était sur le sol étranger ; il l'est peut-être encore moins qu'elle a conspiré constamment depuis seize ans, je veux dire depuis la première restauration ; et les preuves de cette conspiration se trouvent dans tous les actes qui sont émanés depuis seize ans du gouvernement des Bourbons.

Le premier acte important de ce gouvernement fut de tenter, en interprétant jésuitiquement, dès 1814, l'article de la charte sur la liberté de la presse ; liberté, garantie de toutes les autres, d'anéantir cette liberté.

Cette première tentative échoua par le patriotisme de la chambre des députés d'alors ; mais cette tentative s'est renouvelée depuis lors, toujours avec aussi peu de succès, malgré tous les efforts de l'émigration qui a mis le jésuitisme dans nos lois ; et cette hypocrisie n'ayant pu réussir, l'a forcée à sa dernière ressource : de là les dernières ordonnances du 25 juillet 1830, et de là la chute irrévocable des Bourbons.

Il n'entre pas dans mon sujet de donner ici en détail tous les actes qui ont produit ce grand événement. Ils sont d'ailleurs connus de tout le monde. J'ai dû me borner à les indiquer, afin que mes lecteurs comprissent mieux les résultats quils ont produits.

Il existait, depuis la restauration, en France, dans tous les esprits, une conviction profonde que tous les actes du gouvernement tendaient à renverser les droits conquis, que la charte avait consacrés ; mais on espérait que, par le sentiment de son propre intérêt, la dynastie régnante reculerait devant les projets de la faction dont elle s'était exclusivement entourée. Mais aussitôt que le ministère du 8 août fut installé, ce qui était dans les esprits une conviction, y devint à l'instant une vérité mathématique de la plus haute évidence. Et c'est la nomination de ce ministère qui a déterminé les événemens du mois de juillet 1830, événemens dont les conséquences immédiates nous garantissent à toujours la pleine jouissance de nos droits politiques et civils.

Je fus moi-même si fortement frappé que ce ministère ferait la perte de la dynastie des Bourbons, qu'en apprenant sa création par un de mes amis, banquier à Clamecy, je lui dis aussitôt : *Les Bourbons ont cessé de régner.* Et ce qui m'a toujours étonné depuis lors, c'est qu'ils aient pu se soutenir encore un an sur le trône, ou autrement que le ministère, composé comme il l'était, ait tant tardé à faire l'acte de folie qu'il ne pouvait se dispenser, vu la nature de sa composition, de faire ; je veux dire que ce qui m'a toujours étonné depuis un an, c'est que ce ministère ait tant tardé à rendre les ordonnances du 25 juillet, et à prendre les armes pour en tenter l'exécution ; car ces ordonnances étaient inexécutables sans ce moyen, et avec ce moyen elles l'étaient bien davantage, car la bataille n'était pas incertaine : d'un côté se trouvaient seulement quelques hommes odieux à toute la France, et de l'autre la nation la plus énergique de l'univers.

EFFETS.

Les ordonnances du 25 juillet étaient à peine publiées que la bataille s'engagea entre la contre-révolution et ses adversaires. Il m'est impossible de décrire en entier le champ de bataille où elle a été livrée. Il faudrait décrire tout Paris et indiquer l'emplacement de toutes les barricades qui furent élevées dans une seule nuit, dans toutes les rues et à tous les carrefours. Ce serait un travail immense. Je dois me borner à décrire une très-petite partie, sans doute, de ce vaste champ de bataille, et du plus vaste champ de bataille que je connaisse, mais la description que je vais faire suffira, je pense, pour que le lecteur comprenne bien la combinaison de l'attaque et celle de la défense. A cet effet, je choisis l'emplacement où l'attaque et la défense ont été plus positives.

Pour parvenir des Tuileries ou autrement du point d'attaque dans le massif des maisons et des rues comprises entre la rue Saint-Honoré, la rue Neuve-Saint-Roch, la rue Neuve-Des-Petits-Champs ¹, les troupes attaquantes n'avaient d'autres points de sortie que les guichets des Tuileries situés vis-à-vis la rue de l'Echelle qui est en face la rue des Frondeurs. Mais on pouvait aussi parvenir des Tuileries dans le même massif par la rue Dauphin et le passage Saint-Roch, mais ce passage est étroit; tout au plus il peut contenir trois hommes de front. C'eut été une folie militaire complète que de tenter une attaque sur ce passage qui d'ailleurs est fermé par de fortes grilles en trois endroits différents. Quant à la rue des Frondeurs elle était barricadée à l'embranchement de la rue d'Argenteuil, et cette barricade existait aussi dans la rue d'Argenteuil; et de ces deux barricades les défenseurs auraient fusillé à bout portant les troupes qui auraient tenté de déboucher sur eux par la rue de l'Echelle.

Quelques pas en arrière et au point où la rue Sainte-Anne remplace la rue des Frondeurs, aboutissait d'un côté la rue

¹ Voyez le plan.

l'Évêque, et de l'autre la rue Langlade qui en traversant la
rue des Frondeurs et la rue Sainte-Anne, les séparaient. A
cette jonction se trouvaient des barricades, 1°. à l'entrée de
la rue l'Évêque, à celle de la rue Sainte-Anne et à celle de la
rue Langlade, qui formaient la seconde ligne de barricades
contre le debouché de la rue de l'Echelle.

En troisième ligne et à soixante pas en arrière de la seconde
ligne, les rues Argenteuil, l'Évêque et Sainte-Anne étaient
coupées par d'autres barricades. Une quatrième ligne de barricades existait aux jonctions de la rue des Orties, avec les rues
Argenteuil, l'Évêque, les Moineaux, les Moulins et Sainte-
Anne, et le même système se suivait constamment depuis la
rue des Orties jusqu'à la rue Neuve-Des-Petits-Champs; et à la
rue Neuve-Saint-Roch. Le plan indique l'emplacement de
toutes ces barricades. Le même système de barricades existait
dans tout Paris.

Elles étaient formées avec le pavé des rues, et servaient de
parapets aux défenseurs. On y avait aussi employé toutes les
voitures qui avaient pu être saisies. Sur les boulevards, les
barricades étaient faites, avec les arbres qui y existaient.

Il résultait de là, que la cavalerie et l'artillerie étaient abso-
lument sans moyen d'action contre la défense, et qu'elles ont
été dans l'impossibilité d'agir.

Il résultait encore de là que l'infanterie elle-même était dans
l'impossibilité de déboucher, car de cinquante pas en cinquante
pas elle trouvait toujours un obstacle nouveau, et constamment
de nouveaux défenseurs.

Marmont tenta bien de déboucher de la place des Tuileries
dans la rue de Richelieu, mais cette tentative était une folie
militaire, et il ne pût jamais dépasser la rue Saint-Honoré,
quoi qu'il eût établi une partie de ses troupes à tous les étages
des maisons de la rue de Rohan qui forme angle avec la rue

Saint-Honoré. La défense avait établi dans la rue de Richelieu une forte barricade située près du Théâtre-Français au coin de la rue Montpensier, et au débouché des rues du Rempart, des Boucheries et du passage Saint-Guillaume. Les défenseurs s'étaient aussi établis sous la colonnade du Théâtre-Français et fesaient feu au quart de portée de fusil par la rue Saint-Honoré, en sorte qu'il était impossible à l'artillerie de s'établir dans cette rue pour balayer celle de Richelieu ; et cette rue de Richelieu était elle-même barricadée dans toute sa longueur depuis le Théâtre-Français jusqu'au Boulevart, ainsi que toutes les communications qui existent d'un côté entre cette rue et la rue Montpensier, et de l'autre entre la même rue de Richelieu et la rue Sainte-Anne.

Mais alors même que Marmont aurait pu pénétrer dans la rue de Richelieu, sa position n'en fut devenue que plus critique, la défense serait débouchée sur son flanc et par ses derrières de la rue Montpensier d'un côté, de l'autre des rues Traversière, et Sainte-Anne, et ses troupes se seraient trouvées engagés dans un guêpier d'où il leur eut été impossible d'échapper.

La défense avait encore prévu que le système des barricades adopté pourrait ne pas suffire : elle avait transporté dans tous les étages supérieurs de toutes les maisons, du pavé qu'elle avait cassé, et là où ce moyen avait été omis, on y suppleait par les tuiles de la couverture et par les carreaux des appartemens; et les tuiles, les carreaux et les pavés devinrent les boulets de la défense.

Puisque Marmont voulait prendre l'offensive, il aurait dû, avant de commencer toute hostilité, réunir toutes ses forces en un seul et même faisceau, et ne pas les laisser divisées comme il le fit sur toute la surface de Paris. En les laissant ainsi dispersées, il était dans l'impossibilité de les employer et de les faire agir dans un but commun. Il s'est trouvé faible partout, tandis que la défense au contraire bloquait partout les différens élémens de l'attaque, sur tous les points où Marmont les avait établis.

Mais de toutes les fautes que commit Marmont, la plus grande sans contredit, fut celle de ne pas avoir assuré la subsistance de ses troupes. La défense sentit très bien le parti qu'elle pouvait tirer de cette faute, et le premier de ses actes fut de s'emparer de tous les magasins de vivres et fourrages, établis dans Paris pour la nourriture de la garnison.

Plus on examine la conduite de Marmont avant et pendant la bataille, plus on la trouve imprévoyante, et contraire aux principes les plus élémentaires de la science de la guerre : 1°. l'un de ces principes veut l'union des forces destinées à l'action, et il laisse les siennes dispersées ; un autre principe veut que la subsistance des troupes soit assurée, et il n'assure pas la subsistance des siennes même pour un jour. Un troisième principe veut que les forces agissantes soient disposées de manière à se prêter un appui réciproque, et Marmont disposa les siennes de manière à ce qu'il leur était impossible de se porter réciproquement le moindre secours. Tant d'imprévoyance dans les moyens d'exécution, démontre à tous les yeux que Marmont était dominé par la fatalité qui le poursuivait; la providence lui avait réservé de commander à la bataille de Paris pour lui faire subir la peine, qu'il avait méritée par sa trahison de 1814.

Si Marmont n'eut pas été aveuglé sur sa position, dès qu'il s'aperçut des moyens de la défense et de l'activité qu'elle mettait à les développer, il en eut aperçu les conséquences : il aurait prévu que la victoire était impossible et alors il aurait pris desuite le seul parti qui lui restait, il eut évacué Paris en toute hâte avec toutes ses forces ; il eut pris en dehors de Paris une position défensive pour rallier à lui les troupes qui se trouvaient placées à des distances plus ou moins éloignées de Paris. Dans cette position défensive il aurait pu intercepter les approvisionnemens dont Paris a journellement besoin. Le principe de l'honneur militaire et de la foi jurée lui aurait conservé une masse de forces qui n'aurait pas, il est vrai, été suffisante pour reconquérir Paris, et de son côté Paris si fort dans sa défense n'aurait pas été en état de prendre l'offensive, contre une armée régulière établie sur un champ de bataille bien choisi. Dans une telle position où les deux armées belligérantes se seraient trouvées hors d'état de s'attaquer réciproquement, il en fut résulté nécessairement une capitulation qui aurait, ajourné, au moins pour quelques temps, l'expulsion de la dynastie régnante.

Mais telle était la fausse position de Marmont qu'il n'avait pas même la ressource de prendre le parti que je viens d'indiquer. S'il eut évacué Paris, nul doute que la cour, dans son ignorance absolue où elle était de la véritable opinion publique, et dans son aveuglement sur l'état des choses, l'aurait accusé de trahison et se serait sans doute chargée elle-même de lui faire porter la peine qu'il avait encourue par sa trahison de 1814, et bien certainement la cour n'aurait trouvé personne en France parmi nos capacités militaires, une seule capacité qui aurait voulu se charger, devant la postérité, de remplacer Marmont dans le commandement de l'armée de Charles X, tandis que toutes les capacités militaires françaises soutenues par l'indignation publique et le patriotisme des citoyens, se seraient toutes réunies pour venger la France de l'humiliation qu'elle subit depuis seize ans, d'avoir supporté, quoique avec patience, le gouvernement du jésuitisme et de la corruption.

Ainsi quel que soit l'aspect sous lequel on puisse envisager

la bataille de Paris, il en résultera toujours une vérité incontestable ; cette vérité est que la dernière heure de la branche
aînée des Bourbons avait sonné.

Tout est mortel dans la nature ; la nature seule est immortelle et il en est des dynasties comme des individus : leur existence est essentiellement passagère, car tout ce qui a com-
mencementa fin. Les dynasties comme les individus ont leur
enfance, leur âge viril, leur veillesse et leur décrépitude, et
c'est à ce dernier période qu'en était arrivée la branche aînée
des descendans du grand Henri. Chantons sur sa tombe un
requiem in pace.

Telle était la décrépitude de la branche aînée des descen-
ans de Henri IV, qu'il a fallu toutes les armées de l'Europe
secondées par la corruption et la trahison, pour la replacer sur
le trône. En politique comme en morale, la première fois se
pardonne ; à la seconde on doit, et la troisième doit payer [1].
Quelle serait aujourd'hui en Europe la puissance politique
qui oserait venir venger sur la France la défaite honteuse de
Charles X? Deux fois l'Europe coalisée contre la conquête de
nos belles institutions a envahi la France; deux fois elle a replacé sur le trône les Bourbons ; et trois fois ils n'ont su s'y
maintenir par la raison que j'ai indiquée dans ma pétition aux
chambres en 1826, sur le témoignage constant de l'histoire.
Aujourd'hui ce serait un vrai délire de la part des puissances
de l'Europe de tenter une troisième restauration, en ce
qu'elles doivent reconnaître la justice que la France vient de se
rendre. Une troisième tentative rendrait les cabinets de l'Europe odieux à l'Europe, et tous les peuples deviendraient à
l'instant nos alliés les plus puissans, et les souverains compro-
mettraient leur propre existence. Par leur intervention dans

---

[1] Prima gratis; secunda debet ; tertia solvet.

nos affaires, ils abdiqueraient leurs couronnes tout comme Charles X a abdiqué la sienne le jour où il a signé les ordonnances du 25 juillet, et que, pour les soutenir, il a ordonné de mitrailler Paris. Je ne dois pas supposer que les souverains de l'Europe en soient arrivés à ce degré d'aveuglement. Ils savent que la France possède aujourd'hui quinze ans de conscription intacts; ils savent que la France peut mettre sous les armes, au premier cri, deux millions d'hommes armés; ils savent que tout Français deviendrait soldat : ils savent, car leurs ambassadeurs sont à Paris, que cette première capitale de l'Europe a découvert, par l'intelligence de ses habitans, le moyen défensif le plus puissant, et ils n'ignorent pas, sans doute, que l'exemple de Paris serait imité dans toute la France, en sorte que, contre leurs armées, ils s'élèverait tout à coup autant de forteresses inexpugnables qu'il s'y trouve de villes, de villages et de hameaux. Les barricades de Paris préservent à toujours le sol français de l'invasion de l'étranger [1].

Sous la minorité de Louis XIV et le ministère de Mazarin, non moins odieux que le ministère du 8 août, il y eut aussi une journée des barricades; mais ces barricades n'eurent pas cet ensemble imposant de celles de la bataille de Paris. Les barricades du seizième siècle ne furent formées que des chaines qui alors existaient à l'extrémité de chaque rue, et que l'on tendait pendant la nuit pour la sûreté du quartier. Quoique ces barricades ne fussent bonnes que pour empêcher la circulation de la cavalerie et des voitures, elles n'en forcèrent pas

---

[1] J'ai employé trois fois, dans ma vie militaire, les barricades comme moyen de défense, à Cassel, en 1813, à Sens, en 1814, et à Saint-Denis, en 1815. Il m'a complètement réussi malgré la tiédeur de l'opinion; mais à Paris, en juillet 1830, l'opinion publique était si puissante que tout Paris a été barricadé dans une seule nuit, non-seulement à tous les carrefours des rues, mais aussi selon leur longueur, et de 50 en 50 pas.

moins la régente Anne d'Autriche à évacuer Paris avec sa cour
et les troupes, et de se retirer à Saint-Germain où elle négocia
avec Paris, et où, par suite de cette négociation, elle obtint la
permission de ramener le roi dans la capitale. Mais, avant de
sortir de Paris, Anne d'Autriche et Mazarin se gardèrent bien
de faire tirer sur le peuple, et cependant la cause eût été ex-
cusable, car c'était le peuple qui était l'agresseur.

Si Charles X eût eu dans ses conseils un seul individu aussi
habile que l'était Mazarin, il aurait tenu la même conduite
que tint la régence au seizième siècle, et charles X occuperait
encore le plus beau trône de l'univers. Mais si Charles X eût
eu un Mazarin dans ses conseils, il n'aurait pas formé son ministère du 8 août; il n'aurait pas signé les ordonnances du
25 juillet; il n'aurait pas ordonné de mitrailler ses sujets, et la
contre-révolution n'eût pas eu l'imprudence, ce qui n'est point
le moindre acte de ses folies, de prendre l'initiative et de porter
les premiers coups. Sa position militaire voulait qu'elle se tint
sur la défensive : elle eut pu peut-être alors prolonger la guerre,
mais dès le moment qu'elle eut pris l'offensive, la victoire
devint impossible pour elle.

M. de Conni a dit à la chambre des députés dans sa séance
du 7 août 1830, *que la force ne constituait jamais un droit.*
Il n'entre pas dans mon sujet d'examiner cette proposition,
je me contente d'observer en passant que je ne connais pas sur
la surface de la terre un seul gouvernement, pas même celui
d'Angleterre qui n'ait la force pour principe de son existence.
C'est la force qui chassa les Stuarts du trône d'Angleterre !
C'est la force qui a conquis la liberté de l'Amérique ! C'est la
force qui détrôna les Carlovingiens et qui plaça les Capétiens
sur le trône ! C'est la force qui a rétabli les Bourbons sur le
trône ! C'est la force qui les en a fait descendre. Ces vérités
et tant d'autres de même espèce ne sont pas nouvelles. Le

profond Montesquieu a dit dans son immortel ouvrage : lorsque les rois se plaignent de la perte de leurs couronnes, ils se plaignent de la nature des choses : *la force les leur avait données et c'est la force qui les leur ôte.*

Non seulement ce fut de la part du gouvernement des Bourbons une faute grave d'avoir commencé le premier les hostilités, mais le duc de Raguse à qui il avait confié le commandement, a commis une faute bien plus capitale encore dans le choix de son champ de bataille, et en plaçant la masse de ses troupes dans l'impossibilité de faire aucun déploiement et par conséquent de combattre.

Le duc de Raguse livra le combat sur le même terrain où le général Bonaparte reçut celui du treize vendémiaire, mais le général Bonaparte eut grand soin de se tenir sur la défensive. Si Marmont eut imité la conduite du grand général, sa déconfiture eut pu n'être pas aussi complète, mais en prenant l'offensive, comme il le fit sur une population désarmée et dont tous les esprits étaient dans la plus grande exaspération politique, c'était mettre immédiatement les armes dans les mains de cette population et se livrer à sa merci ; car de l'intérieur des Tuileries et du Louvre où il avait placé ses troupes, il lui était impossible de déboucher par aucun point sur cette population qui le bloquait dans le Louvre et les Tuileries, dans sa propre place d'armes qu'il aurait pu conserver quelque temps s'il avait compris par quel moyen il pouvait en tirer parti.

J'ignore si d'autres que moi ont observé quelle était la véritable pensée de Napoléon en fesant construire les bâtimens commencés sous son gouvernement le long de la rue de Rivoli et paralèlement à la grande galerie du Louvre, bâtimens destinés à joindre le pavillon Marsan avec le Louvre du côté du nord, comme la grande galerie joint le Louvre avec le pavillon de Flore du côté du midi, mais depuis long-temps j'ai la conviction et je l'ai communiquée à plusieurs de mes camarades qui ont pensé comme moi, que la véritable pensée du chef de l'empire était de se former du Louvre et des Tuileries une place défensive contre la population de Paris pour se prémunir contre une autre dix août ou un autre treize vendémiaire. Mais par la raison que le Louvre et les Tuileries ne peuvent être rien autre chose qu'une position défensive, les ministres, et surtout le duc de Raguse en sa qualité de militaire, auraient dû, avant de commencer les hostilités, approvisionner les Tuileries et le Louvre de vivres, armes et munitions de guerre que réclamait la défense et sans lesquels il était impossible de la prolonger. Sous ce rapport l'imprévoyance du duc de Raguse va jusqu'à l'absurdité; elle est incroyable dans un maréchal de France et justifie l'opinion établie depuis longtemps sur son compte, qu'il était dénué de toute capacité militaire.

Après la honteuse défection de Marmont en 1814, où dans un seul fait il se rendit coupable de quatre trahisons, car il trahit son bienfaiteur, car il trahit son général en chef, car il trahit ses troupes en les livrant à l'ennemi, enfin il trahit l'État qui les lui avait confiées pour la défense de l'État; après, dis-je, cette honteuse défection et cette flétrissure à l'honneur militaire, il ne restait à Marmont qu'un seul parti à prendre et ce parti était d'aller cacher sa honte: la France lui aurait peut-être pardonné; on aurait considéré sans doute, car la France est généreuse, cette honteuse défection comme l'erreur d'un moment ou comme un malheur de circonstance auquel la perfidie la plus noire l'aurait entraîné[1]. Mais pourquoi Mar-

---

[1] Le général Foy m'a dit bien des fois que c'était le prince de Talleyrand qui avait entraîné Marmont au parti qu'il prit à Essonne. Talleyrand lui aurait envoyé un sieur de Montessui, capitaine d'artillerie, qui avait été pendant quelque temps aide-de-camp de Marmont, lui dire que les maréchaux

mont est-il resté dans cette galère? c'est sans doute un mauvais général d'armée, mais ce n'est pas un méchant homme : il n'était pas fait pour être un traître.

Napoléon a dit de lui : *sa vanité l'a perdu*, et moi, j'ai la conviction que c'est la perfidie de Talleyrand qui est la cause de sa perte. Ce n'est pas une raison pour que j'excuse sa conduite, mais enfin si, comme je viens de le dire, il se fût déterminé à aller cacher sa honte dans un désert, qu'il eût révélé hautement la perfidie du piège qui lui avait été tendu, l'horreur que sa conduite a inspirée à l'armée française se serait portée sur Talleyrand; il eût excité la pitié : tous les cœurs généreux lui auraient pardonné sa faute et l'auraient plaint; mais il est resté dans la *galère*, et cette faute est bien plus grande que la première : elle l'a conduit à faire mitrailler Paris. Dans la position où se trouvait Marmont, c'était pour lui un besoin de vaincre; la victoire seule pouvait le sauver, elle ne l'eût pas affranchi de l'horreur que cette victoire eut inspiré; cette victoire eut été la plus odieuse de toutes les victoires, il en eut été sans doute puni tôt ou tard, mais enfin il ne serait pas flétri par une défaite comme il l'est par la trahison : il ne se serait pas placé comme il l'est dans la nécessité de se suicider ou de mourir ignominieusement sur un échafaud. Si, pour sa justification, Marmont invoquait la loi militaire qui prescrit l'obéissance, on lui répondrait que cette

---

Ney et Macdonald étaient arrivés de Fontainebleau, et qu'ils traitaient pour leur propre compte avec les souverains étrangers; qu'il devait aussi venir traiter pour le sien, et qu'il obtiendrait de meilleurs conditions en amenant ses troupes avec lui. Marmont crut l'émissaire de Talleyrand et se perdit. La vérité est que l'empereur avait envoyé les maréchaux Ney et Macdonald traiter de la paix sur la base qu'il abdiquerait en faveur de son fils, sous la régence de l'impératrice, et avec la conservation des limites naturelles de l'empire. Ces bases avaient déjà été adoptées. L'arrivée imprévue de Marmont fit rompre les négociations, et l'on en connaît les conséquences.

même loi existait aussi dans toute sa rigueur en 1814; mais on ajouterait encore que la loi militaire le condamnait aussi. Cette loi porte peine de mort contre tout chef qui déserte à l'ennemi avec armes et bagages; et cette loi existe encore; elle a été maintenue par l'article 68 de la Charte. Ce qui étonnera toujours, c'est que l'application de cette loi n'ait pas encore été faite à Marmont, et ce qui étonne encore davantage, c'est qu'il ait eu en même temps les commandemens les plus importans. Mais ce qui étonne moins, c'est que ces commandemens avaient pour objet de faire triompher la contre-révolution.

J'entre maintenant dans le dispositif de l'attaque et dans le dispositif de la défense. Si je me suis étendu aussi longuement que je le fais sur les préparatifs de la bataille, c'est qu'il m'a paru indispensable de mettre mes lecteurs en état d'en bien juger, et d'en bien apprécier les dispositions générales.

Je donne ici un plan d'une partie du terrain sur lequel elle s'est donnée; je ne pourrais donner le plan entier, car tout Paris a formé ce champ de bataille, mais la partie que je donne suffit pour bien faire comprendre quels furent les moyens de défense employés. Le terrain dont je donne le plan est celui compris entre les rues Saint-Honoré, Richelieu, Neuve-Saint-Roch et Neuve-des-Petits-Champs. Que le lecteur étudie avec soin le système des barricades qui y furent élevées; je les représente avec une grande exactitude. Il aura une idée nette de toutes les barricades élevées dans tout Paris; car le même système fut partout suivi avec une telle unité, qu'elle démontre qu'une volonté unique en avait dirigé l'exécution. On ne connaît pas encore l'auteur de cet admirable système de défense. L'opinion publique l'indique; peut-être elle se trompe, mais quel qu'il soit ou puisse être, il s'est mis une couronne d'immortelles sur la tête; il ne la per-

dra jamais.. La postérité prendra sur elle le soin de la lui conserver, de la garantir de toutes attaques.

Les ordonnances du 25 juillet excitèrent à un tel degré
l'inquiétude des manufacturiers que tous les ateliers furent
immédiatement fermés, et voilà cent mille ouvriers tout-à-
coup jetés sur le pavé. Quoiqu'ils formâssent des groupes sans
armes et paisibles, ces groupes n'en excitèrent pas moins l'at-
tention de la police, et ses agens les firent disperser violem-
ment dans la soirée du 26, mais il n'en résulta aucune hostilité sérieuse. Le 27, les mêmes groupes se reformèrent encore,
et l'infanterie de la garde fit feu sur eux. Les premières dé-
charges eurent lieu sur les boulevards du nord. Un cri général d'indignation s'éleva tout-à-coup dans tout Paris. Les cris
aux armes, *dépavons les rues*, *formons des barricades*, se
communiquèrent dans Paris avec la rapidité de l'éclair, d'une
extrémité de Paris à l'autre, et du centre aux extrémités. Aussitôt toutes les maisons sont fermées, les femmes s'y enfer-
ment avec les vieillards et les enfans, et toute la population
valide se met en devoir de dépaver les rues et de former avec
ces pavés des barricades, non seulement dans tous les carrefours, mais de cent pas en cent pas dans le sens de la longueur
des rues, en sorte que chaque rue devint une forteresse défen-
due par sa population et tout Paris devint un vaste camp
retranché composé d'autant de redoutes fermées qu'il y a de
rues dans Paris.

On ne peut trop admirer l'intelligence qui présida à la cons-
truction de ces redoutes élevées dans la nuit du 27 au 28. Pour
que le travail ne pût être troublé, l'on commença par casser
tous les réverbères, d'où il résulta que les troupes bivoua-
quées dans le Louvre, les Tuileries et ailleurs ne purent
opérer pendant la nuit : et le matin du 28 les barricades se trou-
vèrent entièrement achevées. Il y avait dans la formation de ces

barricades une unité de système si complète, si évidente, je m'en suis convaincu par l'examen attentif que j'ai fait du champ de bataille, que l'on peut dire avec vérité qu'une haute capacité militaire a dirigé les constructions de la défense, et cependant jusqu'ici on n'y aperçoit que le fait d'une population indignée qui se refuse à se laisser égorger.

Une autre preuve de l'intelligence qui présida au choix du champ de bataille que la défense se donna, fut le choix du terrain sur lequel la défense s'établit. Elle abandonna à l'attaque tout le terrain compris entre la rue Saint-Honoré, les Tuileries et le Louvre, depuis la rue des Poulies jusqu'à la place Louis XVI, auparavant place Louis XV et aujourd'hui place de la Charte, et du côté du levant la défense abandonna à l'attaque la place du Louvre, connue sous le nom de la place d'Iéna, jusqu'à la rue de l'Arbre-Sec, laquelle rue de l'Arbre-Sec conduit de la rue Saint-Honoré sur le quai près le Pont-Neuf. Du côté du midi, la défense abandonna à l'attaque le quai le long du Louvre, la grande galerie du Louvre et le jardin des Tuileries, et la défense prit sa position de ce côté, depuis le Pont-Neuf jusqu'au palais de la Chambre des députés, sur la gauche de la Seine.

La défense du côté du couchant fut dans l'impossibilité de s'établir avec le même succès, par la raison que l'emplacement a trop d'étendue et que d'ailleurs il manque de population. Ainsi les troupes attaquantes, après leur défaite, purent se retirer vers Neuilly. Mais il n'en fut pas de même sur les autres points où l'attaque avait placé ses moyens d'action. Les troupes de l'attaque bloquées par les barricades et par la population qui les défendait, furent bientôt obligées de se livrer à la défense, et en même temps que l'attaque se voyait ainsi perdre de sa force, la défense voyait augmenter la sienne. Si Marmont, au lieu de laisser ainsi dispersées ses forces dans tout Paris, en eût fait un seul faisceau, il n'eût pas été aussi complètement battu qu'il l'a été.

Pour que mes lecteurs puissent bien comprendre le système de la défense, j'indique ici sur le plan qui représente la partie de Paris comprise vis-à-vis le Louvre et les Tuileries, depuis la rue de Richelieu jusqu'à la place Vendôme, limitée au nord par la rue Neuve-des-Petits-Champs. Le système des barricades exécuté dans cette partie, fut exécuté dans tout Paris. Ainsi le lecteur connaîtra parfaitement le système entier par la partie de ce système exécutée dans les rues qui traversent le massif du quartier de la Butte-des-Moulins; mais ce qui démontre la haute capacité militaire qui a prescrit le système des barricades, c'est que ce système, toujours unique dans son principe, se modifiait néanmoins selon la localité. Pour en donner un exemple je citerai la rue Saint-Anne, qui communique de la rue Saint-Honoré au boulevard des Italiens. Entre la rue Saint-Honoré et la rue Neuve-des-Petits-Champs, les barricades étaient défensives contre les Tuileries; mais, depuis la rue Neuve-des-Petits-Champs jusqu'au boulevart, les barricades étaient défensives contre les boulevards où les troupes de l'attaque étaient disposées. Par exemple, aussi, dans la rue du Faubourg-Saint-Denis les barricades étaient défensives contre les boulevards depuis la Porte-Saint-Denis jusqu'au milieu du faubourg, et elles étaient défensives contre les troupes qui pouvaient venir de l'extérieur depuis la barrière Saint-Denis jusqu'au milieu du faubourg Saint-Denis. Par exemple, encore, et pour appliquer les véritables principes de la défense aux localités, dans la rue de Richelieu, il n'y avait que la seule barricade près le Théâtre-Français; la seconde barricade était au carrefour de cette rue avec la rue Neuve-des-Petits-Champs, par la raison que deux bouches à feu placées dans la rue de Rohan enfilaient la rue de Richelieu

dans toute sa longueur, et la défense avait prévu l'impossibilité d'occuper cette rue. Mais la défense s'était réservé, par
ses barricades dans tous les passages qui communiquent d'un
côté avec la rue Montpensier, et de l'autre avec les rues Traversière et Sainte-Anne tout moyen d'action sur les troupes
qui auraient pu pénétrer dans la rue de Richelieu. C'est encore
dans le même système que furent construites les barricades à
l'extrémité des rues qui communiquent de la Butte-des-Moulins avec la rue Neuve-Saint-Roch et la rue Neuve-des-Petits-
Champs, et toutes ces barricades formaient partout Paris un
système défensif de tous les côtés dans le massif de maisons
d'un même quartier, et cela était général dans tout Paris,
comme on le voit dans le plan du quartier de la Butte-des-
Moulins.

Lors des élections de 1827 le ministère Villèle eut la crimi-
nelle volonté d'exécuter les barricades de la rue Saint-Denis,
pour le plaisir d'y faire massacrer quelques individus paisibles; cette tentative a porté ses fruits, elle a appris aux Parisiens quelle était la force défensive des barricades. Il n'en faut
pas douter, le système de Villèle a été étudié depuis; une haute
capacité militaire a vu tout le parti que l'on pouvait tirer d'un
système de barricades bien conçu, et cette capacité militaire a
attendu que le ministère Polignac fît sa dernière folie pour
employer en faveur de la liberté le moyen de défense que la
contre-révolution avait employé contre elle.

La capacité militaire qui a conçu et fait exécuter le système
des barricades en avait très-judicieusement apprécié la facilité
d'exécution; la fausse politique du gouvernement des Bourbons
avait mis sur le pavé de Paris par le licenciement de nos vieilles
et immortelles armées, au moins cent mille officiers et soldats
qui tous avaient pris part plus ou moins activement à nos immortelles victoires.

Il n'existe pas dans Paris une seule rue qui n'en renfermât un plus ou moins grand nombre : tous ces militaires étaient sous l'oppression : leurs justes réclamations étaient dédaignées, méconnues ; ainsi dans chaque rue, dans chaque quartier, la population désarmée trouva des chefs expérimentés qui, dans chaque quartier, dans chaque rue dirigèrent ses travaux défensifs dès que le cri d'alarme eut sonné ; et pendant que les hommes valides occupaient les rues, les femmes, les vieillards et les enfans, renfermés dans les maisons, leur préparaient des armes et des munitions, et leur portaient des vivres. L'histoire recueillera ce grand dévouement national.

Tous les intérêts individuels furent méconnus, furent oubliés. Le recueil des belles actions sera immense, et elles ne seront pas toutes recueillies : j'en dois citer quelques exemples :

Un seul élève de l'école polytechnique se présente au dépôt central de l'artillerie à Paris, il désarme un poste de vingt Suisses qui le gardaient, distribue leurs fusils à autant d'hommes qu'il avait cachés chez des marchands de vin du quartier, et il emploie les Suisses à leur faire des cartouches. Les détails de cette expédition militaire sont excessivement plaisans, mais il serait trop long de les raconter : j'ai fait tous mes efforts pour découvrir le nom de cet intelligent jeune homme ; je n'ai pu y parvenir.

Un autre élève de l'Ecole polytechnique, (celui-ci s'appelle Massue), non moins audacieux que le premier, ne fut pas tout-à-fait aussi habile. Il était le porte-drapeau d'une colonne dirigée sur la caserne Babylonne, occupée par les Suisses ; l'attaque et la défense furent meurtrières : mais enfin la caserne fut emportée, le feu fut mis aux principales portes, et la plus grande partie des Suisses s'échappèrent par des jardins voisins.

C'étaient aussi des Suisses qui défendaient le Louvre lorsque la défense eut pris l'offensive. Tous les Suisses qui tombèrent dans les mains des vainqueurs étaient, morts ou vifs, jetés dans la Seine près le pont des Arts; et la défense disait que c'était des estafettes qu'elle expédiait pour Saint-Cloud. C'était, en d'autres termes, dire aux Suisses de ne plus y revenir. Ils avaient oublié le 10 août; ils n'oublieront pas, sans doute, le 29 juillet.

La défense ne faisait aucun quartier aux Suisses et aux gendarmes, qui étaient depuis seize ans les exécuteurs des hautes œuvres de la contre-révolution.

Quant aux régimens français qui formaient garnison à Paris, la confraternité s'établit sur-le-champ entre les troupes et la population. Le colonel du 5e régiment d'infanterie de ligne, aussitôt qu'il reçut l'ordre de faire feu sur le peuple, brisa son épée et en jeta les deux bouts par terre. Honneur à ce brave colonel!!! Tous les autres corps de la ligne en ont fait à peu près autant. Les seules troupes de la garde, les Suisses et la gendarmerie ont fait un feu meurtrier; mais c'était l'émigration qui les commandait : qu'elle s'attende à en subir la peine; car il faut enfin que justice se fasse. Si Charles X avait été mieux conseillé, autrement s'il n'avait pas rêvé la possibilité de trahir impunément son serment : s'il n'avait pas rêvé qu'il pouvait impunément opérer la contre-révolution tout entière; s'il n'avait pas rêvé qu'il pouvait impunément mitrailler ses sujets désarmés et pacifiques, il ne se serait pas placé dans la nécessité d'aller, avec toute sa famille, mourir sur une terre étrangère.

Son fils, le dauphin, s'est rendu justice en abdiquant ses droits à la couronne de France. Il était aussi l'un des conseillers de la couronne. Il prenait part à tous les conseils en sa double qualité d'héritier présomptif et de chargé réellement du porte-feuille de la guerre. Il avait qualité et intérêt pour s'opposer aux mesures prises par le roi, et cependant il n'en a rien fait, tant était grand l'aveuglement qui présidait dans les conseils.

Ce qui n'est pas le moins à remarquer dans ces derniers événemens, c'est que, de toutes les personnes qui faisaient profession de foi d'une fidélité absolue à la famille des Bourbons et qui professaient les principes du ministère Polignac, pas une seule ne s'est présentée pour défendre les armes à la main les mesures auxquelles elles applaudissaient ; pleines de jactance avant le combat, elles se sont cachées dès qu'il a été engagé et dès que le danger s'est manifesté.

Il m'a été raconté que Charles X, alors comte d'Artois, envoyé à Lyon lors du retour de l'île d'Elbe, disait à ses courtisans en présence du lieutenant-général Albert, aide-de-camp de Mgr. le duc d'Orléans : notre victoire ne sera pas douteuse ; dix mille gentilshommes ont pris les armes ; à quoi le général Albert répondit que dix mille paysans comme lui vaudraient beaucoup mieux ; et, en effet, en 1815 comme en 1830, pas un seul de ces prétendus braves ne se montra pour défendre leur idole. Ils ne se sont jamais montrés qu'au trésor qui était bien leur seule et véritable divinité, et c'est bien certainement la seule qu'ils regrettent.

On proposait à Napoléon lors de son débarquement à Cannes d'en écrire au maréchal Masséna, alors gouverneur de la 8ᵉ division militaire ; Napoléon répondit : cela est inutile, les masses seront pour moi ; les individus ne peuvent rien ni pour ni contre.

Le 18 mars 1815, dans sa première entrevue avec Napoléon, le maréchal Ney lui demandait, *moi présent* : qui a pu vous déterminer à former une entreprise où vous deviez cent fois périr ? La lecture du *Moniteur,* répondit-il ; j'ai vu que les actes du gouvernement des Bourbons étaient en opposition avec les intérêts de la France et j'ai jugé que la France était à moi. Je suis venu.

Si les Bourbons avaient apprécié avec autant de justesse que Napoléon leur position, ils seraient sans doute encore sur le trône, mais, comme je l'ai déjà dit, leur dernière heure avait sonné.

M. de Châteaubriant a jeté dans un discours prononcé devant la chambre des pairs, sur leur tombe, quelques fleurs qui honorent son beau caractère, mais il a professé une erreur politique que je dois combattre. Sans doute le jeune duc de Bordeaux, considéré comme individu, est innocent du sang que les ministres de Charles X ont fait ruisseler dans Paris; mais la religion ne nous apprend-elle pas que les enfans sont passibles des fautes de leurs pères, et que le genre humain a été puni de celle de nos premiers parens, mais ce n'est pas sous ce rapport que je veux ici considérer la question. Au premier avis que j'ai eu dans ma campagne, des événemens de juillet, j'ai pensé et j'ai dit que si j'étais admis à délibérer sur le choix d'un nouveau souverain, je conseillerais de placer la couronne sur la tête de cet enfant comme moyen de maintenir le principe de la légitimité établi par la Charte. L'éducation de cet enfant bien dirigée, il aurait, pour ainsi dire, sucé le lait de la liberté; il aurait compris quels étaient les véritables besoins de la grande nation qu'il était appelé à gouverner et il n'aurait, pour me servir d'une expression de l'Écriture, rien conservé du *vieil homme*; mais une plus mûre réflexion ne m'a pas laissé long-temps dans cette opinion. En plaçant la couronne de France sur la tête du duc de Bordeaux, la France fut tombée sous l'empire d'une minorité, et personne n'ignore, car l'histoire en fournit la preuve à chaque page, que les *minorités* sont toujours en France de véritables calamités publiques : exemple, les minorités de Louis XIII, Louis XIV, et Louis XV. C'était donc un besoin rigoureux pour la France et en même temps une nécessité d'éviter une nouvelle minorité. Cette nécessité et ce besoin ont été aperçus et sentis à l'instant sur toute la France et doivent l'être aujourd'hui sur toute la surface de l'Europe, et par suite de ce besoin et de cette nécessité la France a dû poser la couronne de Henri IV sur un autre de ses petits-fils. La providence nous offrait cette branche de salut et la France l'a saisie avec une grande sagesse et avec non moins de sagesse que celle qui a présidé aux grands événemens dont nous sommes témoins.

C'est aussi avec le même esprit de sagesse que la France a écarté le gouvernement républicain tel que l'entendent les utopistes; ce gouvernement est, comme toutes les autres espèces de gouvernement, susceptible de modifications infinies. Dans ce gouvernement, les chefs de l'état peuvent être électifs, temporaires, avec renouvellement à des époques plus ou moins rapprochées, plus ou moins éloignées, mais ils peuvent aussi être héréditaires, car le gouvernement républicain consiste bien plus dans la permanence des lois et dans l'intervention du peuple à leur confection que dans l'amovibilité du chef ou des chefs de l'état. Un gouvernement constitutionel tel que la France l'a conquis avec un monarque héréditaire, des ministres réellement responsables, une chambre élective composée de députés élus librement est évidemment un gouvernement républicain, et ce gouvernement est à l'abri des secousses produites par les réélections, lorsque les chefs de l'état sont temporaires ou même à vie.

Je me résume : la politique française à constamment travaillé depuis long-temps à l'anéantissement de l'hydre féodal. Louis-le-Gros posa la fondation de cette politique par l'établisse-

ment des communes : Louis XI en continua la fondation
par ses guerres contre les seigneurs les plus puissans de son
époque et il mit, selon l'expression du temps, les rois hors de
tutelle. L'histoire a flétri son nom parceque son règne fut une
des époques où il fut versé le plus de sang, mais ce sang fut versé
par autorité de justice. Le cardinal de Richelieu, suivit le sys-
tême de Louis XI et il donna à la royauté l'éclat qu'elle obtint
sous Louis XIII et Louis XIV. Les communes augmentèrent
de plus en plus leurs priviléges aux dépens des privilèges de
la féodalité. La noblesse féodale vint s'engloutir dans la cour
de Louis XIV et perdit son influence dans les provinces.
Les lettres et les sciences développaient de plus en plus leur
influence et enfin la noblesse féodale avait perdu toute con-
sidération dans le courant du dix-huitième siècle : de là les
événement qui ont signalé la fin de ce siècle ou autrement la
révolution française qui a détruit jusques dans ses racines l'ar-
bre féodal.

Mais la noblesse, et le clergé qui était son auxiliaire ne com-
prirent pas leur position : ils voulurent s'opposer au cours
d'un torrent qu'il était impossible de contenir et ne pouvant
le contenir, la noblesse abandonna le champ de bataille : elle
émigra, elle fut mendier les secours des puissances étrangères
ayant à sa tête les deux frères de Louis XVI. Les désastres de
de la campagne de 1812, rappelèrent en France, en 1814
les Bourbons émigrés qui, avec leurs imprudences que rien
n'excuse appuyaient leur gouvernement sur la base de la noblesse, du clergé et de l'émigration; c'était bâtir sur un sable
mouvant, c'était se rendre gratuitement odieux au peuple français, et toutes les fautes commises par les deux rois qui ont
depuis occupé le trône de France, ont été le résultat de cette
grande erreur politique. Mais de toutes ces fautes la plus capitale

était la création du ministère du huit août. Cette nomination devait expulser pour la troisième et dernière fois les Bourbons, et en effet elle les a expulsés à toujours.

Tant de fautes commises étaient nécessaires pour retremper l'énergie du caractère national. La France lasse et fatiguée d'un gouvernement avili et gangréné jusqu'au cœur a ressaisi ses droits avec vigueur, et l'on ne peut douter qu'elle les conservera. Car le roi qu'elle s'est choisi lui a ordonné de les défendre. Il a fait serment, non pas devant Dieu, mais devant les hommes qu'il ne les lui ravirait jamais et il n'en sera pas de ce serment là comme de celui de Charles X. Louis-Philippe et ses héritiers ne peuvent maintenant devenir parjures.

Je le répète : quelque soit l'aspect sous lequel on envisage la bataille de Paris, l'esprit se trouve malgré lui saisi de la plus haute admiration. Cette bataille est livrée et reçue au milieu d'une population de 1,200,000 âmes [1] et jamais les personnes et les propriétés n'ont été plus respectées, et ce respect a été porté à ce point, que les personnes et les propriétés des fauteurs bien connus de la tyrannie n'ont éprouvé aucune atteinte. La nécessité du moment a bien fait enlever partout où on les a trouvées, même chez les marchands fourbisseurs et arquebusiers, toutes les armes, la poudre et le plomb que le besoin de la défense exigeait, mais le lendemain de la victoire toutes les armes ont été rétablies chez les propriétaires avec la plus scrupuleuse exactitude. Quelques armes, il est vrai, ont été perdues ; mais c'était celles des morts ou des blessés.

Le résultat de cette grande et belle victoire de la liberté contre la tyrannie, victoire incomparable à toute autre victoire,

---

[1] La population de Paris n'est que d'un million d'âmes environ ; mais il y existe en outre constamment deux ou trois cent mille étrangers.

et complément de toutes les victoires que la liberté et la France ont gagné depuis quarante ans sur le despotisme, sera inévitablement la civilisation du monde. Déjà les fauteurs du despotisme en sont réduits à balbutier tout bas quelques mots inutiles que personne ne comprend, sur la chûte de leurs idoles. En vain le beau talent de M. de Chateaubriant a-t-il essayé de jeter quelques fleurs sur le tombeau de ce qu'il appelle la *légitimité*; ces fleurs sont déjà fanées. Je m'étonne qu'un homme qui fait profession d'être homme d'état, qui a été deux fois ministre des affaires étrangères et ambassadeur de France à la cour la plus politique de l'Europe, ait pû méconnaitre à ce point les véritables intérêts de son pays. La couronne de France placée sur la tête du duc de Bordeaux eut placé la France sous l'empire d'une *minorité*, et l'histoire démontre à chaque page que, en France, les *minorités* et l'anarchie sont une seule et même chose.

Telle est la hauteur de la dernière victoire de la France, que la terre, qui en est témoin, tremble. Nos ministres sauront-ils en profiter? seront-ils plus habiles que Brennus? Je commence à en douter. Je les invite seulement à se bien souvenir que les deux premiers drapeaux des Parisiens étaient deux cadavres, l'un d'un ouvrier, l'autre d'une jeune femme; qu'ils se souviennent que dans ces immortelles journées tout le monde commandait, et que tout le monde obéissait.

FIN.

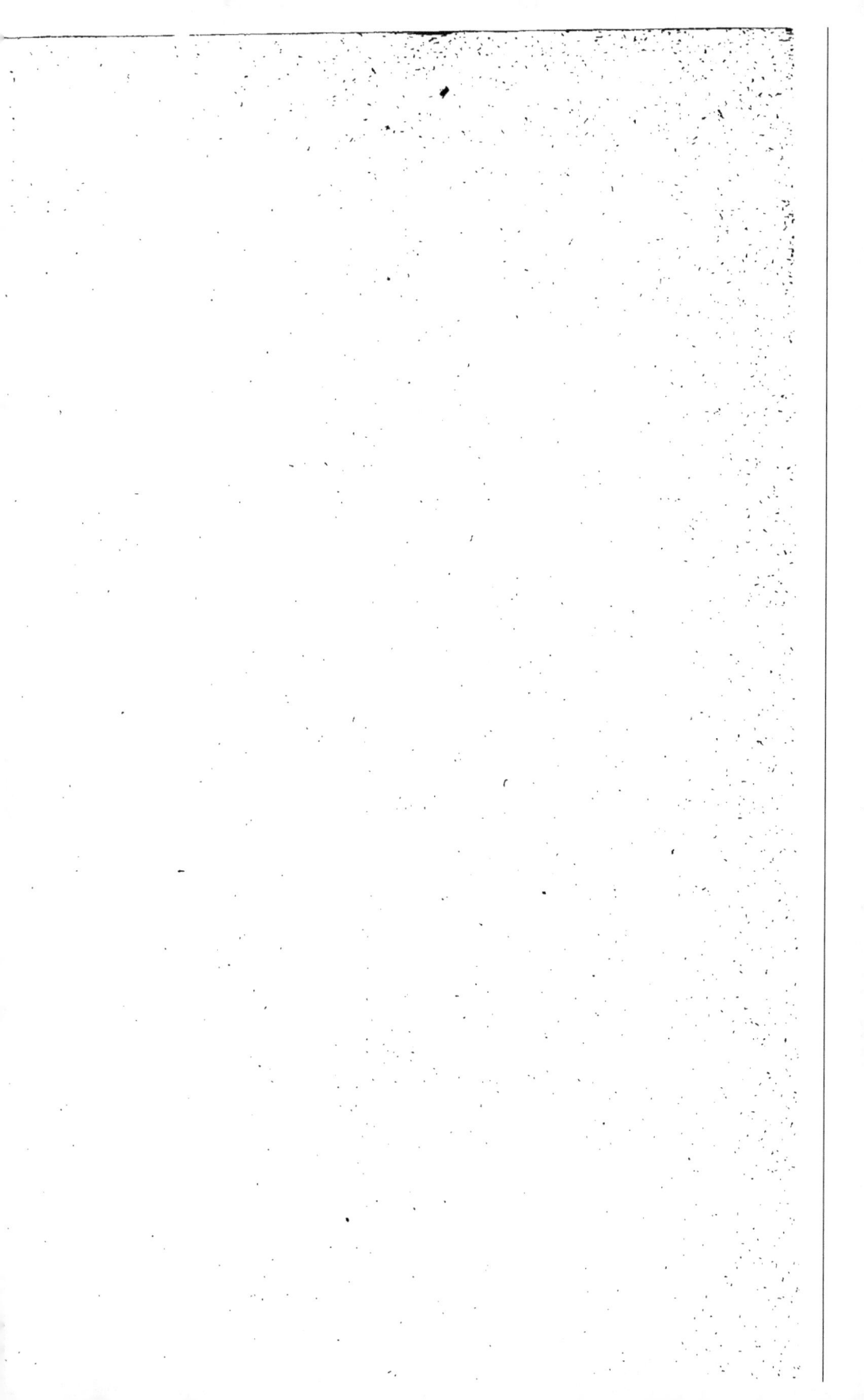

www.ingramcontent.com/pod-product-compliance
Lightning Source LLC
Chambersburg PA
CBHW060450210326
41520CB00015B/3895